Dr Lucien BACARESSE
DE L'UNIVERSITÉ DE PARIS
ANCIEN EXTERNE DES HÔPITAUX
ET DE LA MATERNITÉ DE SAINT-LOUIS

CONSIDÉRATIONS ÉTIOLOGIQUES

SUR LE

SYNDROME DE LITTLE

PARIS
Jules ROUSSET
36, RUE SERPENTE
—
1901

Dr Lucien BACARESSE
DE L'UNIVERSITÉ DE PARIS
ANCIEN EXTERNE DES HOPITAUX
ET DE LA MATERNITÉ DE SAINT-LOUIS

CONSIDÉRATIONS ÉTIOLOGIQUES

SUR LE

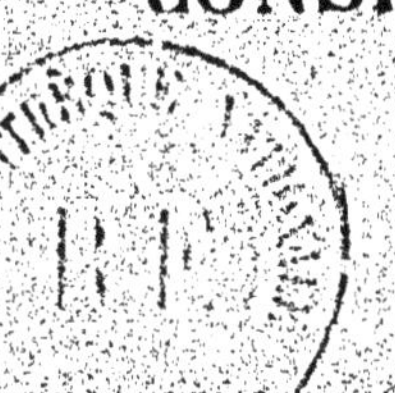

SYNDROME DE LITTLE

PARIS
Jules ROUSSET
36, Rue Serpente

1902

A MES PARENTS

A MES MAITRES DANS LES HOPITAUX

A MON PRÉSIDENT DE THÈSE

MONSIEUR LE PROFESSEUR HUTINEL

Professeur de pathologie interne à la Faculté.
Médecin des Enfants-Assistés.
Membre de l'Académie de Médecine.

INTRODUCTION

Il semble qu'il y ait quelque témérité à vouloir écrire une thèse sur un sujet aussi étudié que le syndrome de Little, et quelque modeste qu'ait été notre but en rédigeant cette étude, nous avons longtemps hésité avant de l'entreprendre. Succédant à de nombreuses thèses, dont plusieurs remarquables, et à une quantité de travaux signés par les noms les plus connus parmi les maîtres de la neuro-pathologie, il nous semblait que le syndrome de Little devait être un problème pathologique parfaitement connu et qu'aucun point de son étude n'avait pu demeurer obscur.

Le nombre des travaux publiés nous a cependant montré dès le début un premier point, c'est le désaccord entre tous ces auteurs. Toutes les parties du syndrome ont donné naissance à une quantité de théories et de problèmes et on pourrait dire que chaque auteur a donné une solution différente. Que ce soit l'étiologie, la symptomatologie, l'anatomie pathologique, la pathogénie, on est frappé du nombre d'hypothèses, chaque neurologiste a fait la sienne et l'accord est de plus en plus loin d'exister.

Nous n'avons pas voulu envisager le syndrome de Little sous tous ses aspects et nous nous sommes limité à l'étude de son étiologie ; notre but fort modeste a été de faire une sorte de revue des notions actuelles sur les causes qui peuvent donner naissance à ce syndrome.

On pourra nous reprocher de n'avoir peut-être apporté aucune notion très nouvelle, d'être resté un peu dans le domaine des hypothèses, mais il était hors de notre compétence de résoudre un problème aussi délicat que tant de maîtres illustres ont tenté sans amener la conviction et surtout l'unanimité.

Notre attention attirée sur le syndrome de Little par trois jeunes malades que nous avons observés à l'hôpital Hérold nous donna l'idée de consulter les auteurs sur les causes de ce syndrome et nous fûmes frappé de leur désaccord. Nous avons simplement voulu dire quelles idées nous a suggérées la lecture des observations que nous avons pu trouver dans les travaux antérieurs, nous en rapporterons quelques-unes qui nous ont paru particulièrement intéressantes au point de vue étiologique. Nous avons pu nous procurer, grâce à l'obligeance du docteur Sicard, une observation inédite fort curieuse d'une malade du professeur Raymond.

En résumé, nous le répétons, ce travail n'est qu'une mise au point des idées actuelles sur l'étiologie du syndrome de Little. Nous donnons timidement l'opinion personnelle que nous ont faite nos lectures, sans oser espérer établir une conviction, n'ayant pas assez de preuves, nous le reconnaissons nous-même dès maintenant, pour résoudre le problème que nous avions envisagé.

Avant d'entrer en matière nous sommes heureux de nous conformer au touchant usage qui veut que l'étudiant terminant ses études jette un dernier regard en arrière et que son premier acte, à la naissance de sa vie vraiment professionnelle soit, un remerciement ému pour les Maîtres qui l'ont encouragé et soutenu jusqu'à ce moment.

Nous tenons à affirmer notre reconnaissance pour tous ceux qui nous ont prodigué sans compter leur science et leur dévouement durant notre séjour dans les hôpitaux de Paris.

MM. les docteurs Championnière, Troisier, Segond, Dalché, Hallopeau ont bien voulu nous accepter dans leur service soit comme bénévole, soit comme externe et nous nous souviendrons toujours de leur bienveillance à notre égard.

Durant notre dernière année d'externat, nous eûmes le bonheur d'avoir pour chef de service M. le docteur Bouffe de Saint-Blaise qui nous a appris l'art de l'accouchement et nous a sans cesse prodigué les marques de sa sympathie.

M. le docteur Launois depuis le début de nos études a été pour nous un maître toujours affectueux, il nous a accepté comme externe et nous lui serons toujours reconnaissant de tout ce qu'il a fait pour nous.

Au terme de nos études M. le docteur Jeanselme, nous ouvrait les portes de son service, et en même temps qu'il nous accueillait avec sa bienveillance coutumière, il nous donnait l'idée de cette thèse. Nous tenons à lui affirmer notre gratitude.

MM. les docteurs Ceston, Sicard, et Lortat-Jacob ont bien voulu nous communiquer quelques observations et nous donner l'appui de leurs conseils éclairés. Nous les en remercions avec reconnaissance.

M. le professeur Hutinel a daigné accepter la présidence de cette thèse, nous sommes heureux de lui affirmer combien nous sommes sensible à l'honneur qu'il veut bien nous faire.

CHAPITRE I

Définition

D'abord entrevue par Heine en 1840 puis magistralement étudiée par Little dans un mémoire publié en 1862 dans les Transactions London obstetrical Society, comprise plus tard comme une forme de tabes spasmodique par Charcot, la maladie de Little comme devait l'appeler Marie, allait être, nous l'avons dit, une des questions les plus discutées de la pathologie nerveuse.

Dès le début de cette maladie, nous sommes arrêté par une première divergence de vues. Est-ce syndrome ou maladie de Little que nous devions écrire au commencement de cette thèse ? De nos jours, en effet, la maladie de Little, regardée pendant longtemps comme une entité morbide, s'est vue dépouillée peu à peu de sa personnalité et n'est plus actuellement considérée que comme un syndrome.

Sans vouloir reprendre ici la discussion sur l'homogénéite de la maladie de Little, ce qui nous éloignerait des limites que nous avons tracées à notre sujet, nous donnons immédiatement notre opinion sur cette question traitée dans ses plus grands détails dans la remarquable thèse de Cestan.

Il nous semble maintenant absolument démontré, et cette opinion paraît réunir la grande majorité des suffrages, que la maladie de Little ne peut pas être considérée comme une malabie autonome. Elle n'est qu'une série de symptômes cliniques que l'on peut réunir et observer dans la plupart des diplégies cérébrales infantiles.

Les autopsies ont en outre montré que la rigidité spasmodique congénitale ne relevait pas d'une lésion de nature et de localisation invariables, mais qu'elle pouvait être la conséquence de lésions différentes comme nature et comme siège. Le syndrome de Little n'appartient pas à une lésion spéciale du système nerveux, écrit le professeur Déjerine.

Comme le dit le professeur Raymond (Clin. Salpêtrière 1899) il ne faut pas considérer et décrire comme autant d'espèces morbides distinctes de simples types cliniques réalisant d'une certaine manière l'association de quelques symptômes dont les plus importants sont la paralysie motrice et la contracture.

Cependant il ne faudrait pas tomber dans une exagération pouvant amener une certaine confusion et vouloir réunir toute la pathologie cérébrale infantile.

Le syndrome de Little pur a à nos yeux plusieurs particularités distinctives : d'abord il est le plus souvent congénital ou du moins remonte presque toujours à une époque très voisine de la naissance. Sans doute il y a des exceptions à la règle, on voit le syndrome de Little se développer plus ou moins longtemps après la naissance après une maladie infectieuse, nous verrons dans quelles circonstances. C'est là une exception, nous lui consacrons un chapitre.

La diplégie cérébrale infantile qui réalise le type à peu près parfait du syndrome de Little présente de plus les caractères suivants : la paralysie motrice et les manifestations spasmodiques occupent les quatre membres, leur intensité va décroissant de bas en haut, l'élément spasmodique peut prédominer sur l'élément paralytique et la marche rester possible mais elle revêt alors le caractère spasmo-paralytique (Raymond).

Allant plus loin, plusieurs auteurs ne voient entre les cas de rigidité généralisée, de paraplégie spasmodique, d'hémiplégie spasmodique uni ou bilatérale, d'athétose double, de chorée congénitale qu'une différence de degrés, et ont tendance à les fondre les uns dans les autres, et le professeur Brissaud qui dans sa leçon du 19 janvier 1894 s'exprimait ainsi, limitant la définition de la maladie de Little : « Je définirai donc dès à présent la maladie de Little une paraplégie spasmodique des quatre membres plus prononcée aux membres inférieurs, appartenant en propre aux enfants nés avant terme, caractérisée par l'état spasmodique plus que par la paralysie, ne se compliquant ni de phénomènes convulsifs ni de troubles intellectuels et susceptibles sinon d'une guérison complète du moins d'une amélioration progressive », modifie un peu son intransigeance quand il écrit dans son article du *Traité de médecine* sur les encéphalopathies infantiles : « Tous ces types tendent à se confondre les uns avec les autres par une sorte de dégradation insensible. » En somme, l'opinion tend de plus en plus à ranger tous ces cas dans une même famille.

Nous comprendrons donc sous le nom de syndrome de Little les cas de diplégie cérébrale infantile spasmodique, très souvent congénitaux ou datant des premiers mois de la naissance. Leur caractère principal étant une pseudo-paralysie des membres inférieurs ou des quatre membres avec prédominance aux membres inférieurs. Nous constaterons que dans beaucoup de ces cas l'état spasmodique est accompagné de troubles ou de modifications intellectuelles. Ce sont ces cas dont nous voulons examiner l'étiologie.

CHAPITRE II

Théories étiologiques.

Quelles sont donc les causes de ce syndrome ? Little commence ainsi sa communication à la Société obstétricale de Londres en 1862 : « On the influence of abnormal parturition, difficult labour, premature birth and asphyxia neonatorum on the mental and physical condition of the child, especially in relation to deformities. » Il reconnait donc comme causes premières : l'accouchement anormal, laborieux ou prématuré, l'asphyxie du nouveau-né.

Cette origine obstétricale du syndrome de Little devait rester adoptée jusqu'à nos jours. Elle allait donner naissance à la discussion encore pendante entre la théorie uniciste et la théorie dualiste.

Plus tard, Erb et Charcot, en 1876, décrivent une maladie nouvelle : le tabes dorsal spasmodique, mais elle diffère de la maladie de Little, elle débute à l'âge adulte et ne présente jamais de troubles cérébraux. Charcot admet plus tard qu'elle puisse commencer au moment de la naissance, mais Raymond démontre que le tabes dorsal spasmodique n'existe pas en tant que résultat d'une sclérose primitive du faisceau pyramidal. Alors se développent et grandissent, côte à côte, la théorie uniciste et la théorie dualiste.

Les dualistes représentés surtout en France par Marie distinguent, d'un côté, l'ancien tabes spasmodique de Charcot, la maladie de Little proprement dite, sans troubles de l'intelligence succédant à une naissance prématurée, de l'autre, des cas observés chez des enfants nés à terme mais survenus à la suite de traumatismes obstétricaux ou à la suite d'affections inflammatoires, formes auxquelles Marie donne le nom d'états tabéto-spasmodiques. Dans ces états, il y a des manifestations cérébrales et des troubles de l'intelligence pouvant aller jusqu'à l'idiotie complète.

Le professeur Brissaud accepte cette distinction et crée la théorie de l'agénésie du faisceau pyramidal dont nous parlerons plus loin.

Au contraire, les unicistes ayant comme chef Little lui-même, représentés en France par Babinski et le professeur Raymond et son École, réunissent tous ces cas, accompagnés ou non de troubles de l'intelligence et quelle qu'en soit l'étiologie, sous le nom de syndrome de Little.

Nous ne voulons pas donner de plus grands développements à ces deux théories parfaitement exposées et discutées dans la thèse de Cestan.

Simon (*traité des maladies de l'enfance*) voit une expression clinique différente dans la naissance avant terme et l'asphyxie à la naissance ; ainsi, dit-il, ordinairement pour les cas dus à un accouchement prématuré, la plupart des malades présentent le type de la rigidité paraplégique, tandis que dans l'accouchement laborieux ou asphyxique il se produit une rigidité généralisée.

Naef, après Sœligmuller, distingue deux formes de maladie de Little, une forme spinale et une forme cérébrale, et il donne à l'étiologie la plus grande influence pour les distinguer : selon lui, la forme cérébrale plus paralytique que spasmodique et qui peut être accompagnée de troubles cérébraux relève des accouchements dystociques suivis ou non d'asphyxie à la naissance tandis que la forme spinale caractérisée par la contracture généralisée sans accidents cérébraux est uniquement imputable à l'accouchement prématuré.

Van Gehuchten différencie les cas de paralysie spasmodique suivant leur cause : accouchement à terme et laborieux ; accouchement avant terme et sans peine.

D'après Feer dans 82 pour 100 des cas purs c'est-à-dire dans lesquels on ne trouve ni troubles intellectuels, ni convulsions, la naissance avant terme est en cause, au contraire l'accouchement laborieux entraine des formes compliquées de manifestations cérébrales.

Cependant il ne faut pas aller trop loin dans cette voie, et attacher une grande importance à l'étiologie pour la clinique car Freud ayant étudié 270 cas, y compris ceux où il a rencontré simultanément de la chorée, de l'athétose et même de l'hémiplégie, a signalé dans l'étiologie indifféremment l'accouchement prématuré, la grossesse gémellaire, l'asphyxie du nouveau-né, les troubles psychiques chez la mère, les traumatismes, les affections intra-utérines.

Il est donc très hasardé de se servir des conditions étiologiques pour distinguer d'une part la rigidité généralisée et la paraplégie spasmodique, et d'autre part les formes simples et compliquées du syndrome de Little.

En 1897, le professeur Déjerine publie à la Société de biologie deux autopsies de malades ayant présenté le syndrome de Little et il en parle de nouveau dans son article du *Traité de pathologie générale*. La plus intéressante est celle-ci :

Chez un malade âgé de 44 ans, né à terme, atteint de rigidité spastique depuis son enfance, il n'a trouvé aucune lésion cérébrale mais une lésion médullaire en foyer entre la première et la deuxième cervicale, constituée par un amas de tissu névroglique très vasculaire, ayant détruit la base des deux cornes postérieures. La moelle épinière était du reste plus petite qu'une moelle d'adulte, la réduction de volume portant exclusivement sur les cordons antéro-latéraux. Le professeur Déjerine en conclut qu'il faut chercher la cause du syndrome de Little dans une lésion siégeant sur le trajet du faisceau pyramidal ou à son origine dans les zones corticales motrices ; cette lésion médullaire primitive s'étant développée pendant la vie intra-utérine — en somme foyer de myélite infectieuse dont la pathogénie n'est pas élucidée. Peut-être, ajoute-t-il, la naissance avant terme ou l'accouchement difficile favorisent-ils la lésion.

Cette autopsie est donc fort intéressante. Elle, et une

autre publiée par le professeur Déjerine, sont les seules connues de malades atteints de Little. C'est dans cette pénurie d'autopsies que l'on doit chercher la raison de l'ignorance où nous sommes, de la vraie cause du syndrome de Little. En effet, comme le constate par exemple le professeur Déjerine, il n'existe pas actuellement dans la littérature d'autopsie de maladie de Little confirmant la théorie de l'agénésie primitive des voies pyramidales.

L'autopsie que nous venons de rappeler et l'opinion du professeur Déjerine nous amènent à parler maintenant de la notion d'infection. Fournier et tous les partisans de la théorie parasyphilitique veulent voir comme cause dans la majorité des cas la syphilis héréditaire, d'autres auteurs voient les autres infections et intoxications héréditaires : tuberculose, alcoolisme, etc.

« L'étude de l'étiologie, comme le dit Cestan, prend donc actuellement un nouvel intérêt, ignoré des premiers auteurs. On ne parle plus de rattacher les lésions cérébrales seulement à l'accouchement prématuré ou laborieux, mais à des toxi-infections survenant, soit dans la vie intra-utérine, et responsables dans ce cas de la naissance avant terme, soit dans les premiers mois de l'existence, toxi-infections dont les types les mieux individualisés sont la syphilis et l'alcoolisme. »

Nous ne voulons pas oublier de mentionner bien d'autres causes attribuées au syndrome de Little ; on a incriminé les grossesses répétées, les frayeurs, les chagrins, les irritations, les traumatismes de la mère, etc. Il semble que ces diverses influences sont très accessoires et ont été invoquées faute d'autres plus positives et elles ne paraissent nullement démontrées.

Nous distinguerons pour notre étude étiologique les cas survenus chez l'enfant né prématurément, et ceux survenus chez l'enfant né à terme mais ayant supporté un traumatisme obstétrical, ou après un accouchement laborieux, ou encore en état d'asphyxie.

Dans un troisième chapitre nous examinerons les cas survenus chez des enfants plus âgés à la suite d'une maladie infectieuse, quoique certains auteurs refusent de voir le syndrome de Little dans ces circonstances.

Nous adopterons cette classification uniquement pour la commodité de l'étude des cas que nous avons observés, mais nous tenons à insister sur le tort qu'il y aurait à vouloir transporter cette division étiologique dans le domaine de la clinique.

CHAPITRE III

Accouchement laborieux et syndrome de Little.

Ce sont les cas que Marie veut appeler états tabéto-spasmodiques, que Brissaud rejette de la maladie de Little « appartenant en propre aux enfants nés avant terme, » que Le Meignen dans sa thèse propose de ranger sous la rubrique « Maladie de Little-Brissaud ». Ce sont ces formes dans lesquelles il y a eu troubles du faisceau pyramidal engendrant la paralysie spasmodique à la suite d'un traumatisme obstétrical, d'une naissance en état d'asphyxie, d'un travail pénible, en un mot d'un accouchement laborieux. C'est l'étiologie qu'a vue surtout Little lui-même qui est par profession chirurgien accoucheur, peu neurologiste. Il insiste sur l'accouchement anormal et il entend ainsi : « présentation anormale, rigidité des parois maternelles, accouchement au forceps, version, présentation de l'épaule, travail prématuré, circulaire du cordon autour du cou, procidence du cordon au devant de la tête. »

L'arrêt et la compression prolongée de la tête, l'application d'un forceps sont susceptibles de produire des lésions, des hémorrhagies capillaires, dit Little, qui ont alors un grand retentissement sur le système pyramidal encore incomplètement développé ; les fibres du faisceau pyramidal encore mal protégées par leur enveloppe de myéline peuvent être très facilement traumatisées. Pour d'autres, le fait important doit être l'hémorrhagie. Il n'est même pas besoin d'une lésion produite par le forceps pour expliquer la rupture des petits vaisseaux ; si l'enfant est né cyanosé, asphyxié, on comprend comment la congestion de tout le système vasculaire du cerveau a pu produire des lésions dans les canaux les plus fragiles.

Railton et Sarah Mac Nutt ont observé, à la suite d'un accouchement laborieux, une asphyxie du nouveau-né, puis un épanchement de sang entre les méninges et l'écorce cérébrale par suite de la rupture des capillaires. Ils concluent de leurs observations que si l'hémorrhagie se limite au lobule paracentral, à droite et à gauche, on observe de la rigidité à forme paraplégique, si on descend plus bas, on observe la rigidité spasmodique généralisée.

Marie (*Dict. encyclopédique*, 1885) y attache peu d'importance : « Une cause moins banale et sur laquelle insistent plusieurs auteurs, serait l'asphyxie pendant le travail de l'accouchement, asphyxie qui donnerait lieu à une hémorrhagie cérébrale ou méningée ; il est certain que dans les cas congénitaux on constate assez souvent une durée exagérée du travail ou une présentation vicieuse. » Les thèses de Naef et de Rosenthal sont en faveur de cette étiologie. Elles font connaître un grand nombre de cas dans ces conditions. Rosenthal va même plus loin quand il écrit : « La rigidité généralisée est due dans la plupart des cas à un traumatisme pendant la naissance, à l'asphyxie, à la présentation anormale. » Or, c'est fort exagéré. Beaucoup d'enfants nés en état d'asphyxie se développent régulièrement et sans aucune anomalie.

D'autre part, nous avons un travail précis : Burckhardt dans une publication récente (1900) a fait des recherches dans les registres d'une période de dix années dans la clinique de Hofmeier à Wurtzbourg. Il s'est demandé ce que sont devenus les enfants nés à la suite d'accouchement laborieux. Les renseignements qu'il a pu obtenir portent sur 73 enfants. Il donne en détail le mode d'accouchement ; dans 23 cas le bassin était rétréci. 42 enfants sont nés en état d'asphyxie, 28 en état grave; ils furent tous ranimés par les moyens habituels. Sur les 73 cas il n'y eut qu'une seule affection de Little ; c'était chez un enfant né à la suite d'un accouchement provoqué à la fin du 8e mois, chez une cyphotique et qui pesait 1700 gr. à la naissance. C'est donc une proportion de 1,9 % pour la maladie de Little d'origine obstétricale certaine, conclut Burckhardt. Nous pourrions dire qu'on peut envisager cet enfant comme un prématuré.

Deux observations du professeur Déjerine rapportées dans la thèse d'Amieux, et citées par Déjerine dans le *Traité de pathologie générale* sont en faveur de cette étiologie obstétricale qui existe mais dont l'importance est moindre que ne l'ont cru les premiers auteurs. La plus intéressante est celle-ci.

Il s'agit d'un enfant âgé de 9 ans, la naissance a eu lieu à terme. On n'a retrouvé dans ses antécédents héréditaires rien méritant d'être signalé ; le père est sain, la mère en bonne santé, tous deux sont sobres, n'ont eu aucune maladie fébrile grave, ni spécifique avant ni pendant la conception de l'enfant. La naissance s'est faite à terme, mais avec de grandes difficultés. On ne put avoir l'enfant qu'après une laborieuse application de forceps et on dut le rappeler à la vie en pratiquant la respiration artificielle : il était cyanosé et asphyxié. Depuis sa naissance rigidité spasmodique.

Voilà le type du syndrome de Little succédant au traumatisme obstétrical. Suivant Déjerine ces malades sont des spasmodiques plus que des paralytiques. Leur impotence est due à la contracture et non à la faiblesse musculaire. Leur état va s'améliorant depuis la naissance car il n'y a pas eu de lésions destructives.

Les troubles cérébraux consécutifs à l'accouchement à terme peuvent être imputables soit au traumatisme cérébral direct, soit aux hémorrhagies intra-crâniennes par congestion par arrêt du travail, mais il y a toute une série de causes extrinsèques dont l'action vient favoriser et compléter cette origine obstétricale. Ce sont les dystrophies héréditaires imposées au fœtus par les infections ou les intoxications des ascendants.

Tissier examinant des cas de paralysie spasmodique

généralisée ou paraplégique a bien mis ce point en relief dans sa thèse.

Sur 43 cas à la suite d'accouchement laborieux il a trouvé :

7 cas avec absence d'hérédité manifeste,
12 — des descendants de dégénérés nerveux,
24 — — d'alcooliques,
8 — — de tuberculeux,
2 — — de syphilitiques,
1 — — de paludéen,
1 — — de saturnin.

Ces dernières intoxications venant compliquer l'alcoolisme, sauf la tuberculose.

En admettant l'influence que peut avoir un traumatisme obstétrical, nous croyons que dans l'accouchement normal, plus encore que dans le premier cas, les lésions mises sur le compte de la congestion, causant des hémorrhagies intra-crâniennes, sont favorisées et complétées par l'influence de ces dystrophies héréditaires.

CHAPITRE IV

Accouchement prématuré et syndrome de Little.

Une seconde théorie est basée sur ce fait qu'un assez grand nombre d'enfants présentant le syndrome de Little sont nés prématurément, la plupart à sept mois. C'est la théorie du développement incomplet ou de l'agénésie du faisceau pyramidal, représentée surtout par Feer, Marie et Brissaud et soutenue encore récemment (1896) par Van Gehuchten.

Sa base anatomique est que le faisceau pyramidal ou tout au moins que les gaines de myéline des fibres nerveuses qui le constituent ne se développent que vers la fin du neuvième mois de la vie fœtale, et que ce développement n'est même complètement achevé que beaucoup plus tard. On comprend donc que le faisceau puisse éprouver un arrêt de développement plus ou moins grand lorsque l'enfant naît au septième ou huitième mois.

Pour le professeur Brissaud la naissance avant terme seule suffit pour expliquer la maladie de Little, c'est un arrêt de développement du faisceau pyramidal. L'accouchement avant terme arrête ou retarde les fonctions essentielles du fœtus. « Lorsque l'enfant naît avant terme, le faisceau pyramidal n'existe pas au moment de la naissance. Il ne lui fallait dans le sein maternel que trois ou quatre semaines pour être complet ; il lui faudra au dehors des mois et des années pour aboutir à une maturité qui peut-être ne sera jamais parfaite. A la place que devaient occuper dans la moelle épinière les fibres volontaires du faisceau pyramidal, il n'y aura qu'une traînée de névroglie inerte sans autorité sur les cornes antérieures. L'arrêt de développement n'est pas définitif, et si je puis me servir ici d'une comparaison, je vous dirai que le développement commencé pendant la vie fœtale a en quelque sorte une vitesse acquise, grâce à laquelle il se poursuit en dehors du sein maternel. Mais les chances de guérison ou d'amélioration sont d'autant plus précaires que l'accouchement a été plus prématuré. » (Leçons sur les maladies nerveuses, 1893-94.)

Van Gehuchten est aussi fervent défenseur de cette théorie, il se base sur l'examen qu'il fit de la moelle d'un enfant né au septième mois et qui avait vécu un jour. Or il constata l'absence complète de fibres pyramidales cylindraxes compris, sur toute la hauteur du neurone, tandis que les hémisphères cérébraux étaient normalement développés ; il en était de même des faisceaux pyramidaux dans leur trajet encéphalique depuis l'écorce grise jusqu'au bulbe.

Avant d'entrer dans la discussion, il nous semble

qu'il faut définir dans quelles conditions on observe l'accouchement prématuré.

Ses causes sont les mêmes que celles de l'avortement, nous devrons les diviser en deux catégories ; les unes ayant une influence nocive sur le produit de conception; les autres donnant un enfant prématuré, mais sain. Ces dernières purement fortuites, comprennent les accouchements consécutifs à un traumatisme physique, à une émotion morale brusque, passagère, à une rupture prématurée des membranes, à une grossesse gémellaire. Dans ces conditions l'enfant naîtra parfaitement sain si les parents sont sains.

L'autre catégorie comprend toutes les causes d'avortement ou d'accouchement prématuré relevant de l'état de santé des générateurs ; infection, intoxication ou diathèse paternelle, maladies aiguës ou chroniques de la mère, auto-intoxication gravidique, ou intoxications professionnelles (Delestre).

On comprend que le facteur le plus important qui influera sur la constitution de l'enfant né avant terme, n'est autre que la cause de cette expulsion prématurée, et que l'enfant né dans la première catégorie sera dans des conditions bien meilleures que le second, frappé d'une tare héréditaire dès le jour de sa naissance.

L'accouchement prématuré ne nous paraît pas suffisant pour causer un syndrome de Little. Il est indiscutable que le nombre des naissances avant terme est immense relativement à celui des malades présentant le syndrome de Little. Le développement de l'embryon et du fœtus présentant à l'état physiologique une marche toujours constoute sans variétés individuelles, pourquoi tous les enfants nés avant terme ne présentent-ils pas de la contracture généralisée ? — Il y a évidemment une cause inconnue, c'est-à-dire un autre facteur. On est alors naturellement venu à l'idée que l'accouchement avant terme et la maladie de Little ont sans doute une même cause, et qu'une intoxication ou une infection maternelle a produit et l'expulsion prématurée du fœtus et les lésions cérébrales de l'enfant.

Ces nouveaux facteurs que nous faisons intervenir, étant non seulement capables de provoquer l'accouchement avant terme, mais encore d'amoindrir la résistance du fœtus et de le rendre plus facilement vulnérable.

Charrin a du reste montré le rôle si important que joue l'injection de toxines à des animaux dans le développement de leurs descendants. Grâce à ses travaux, nous savons que l'on peut observer des avortements chez les animaux intoxiqués et des arrêts de développement chez leur produit de conception. Avec Gley il est arrivé à produire expérimentalement sur les animaux par des injections de toxines variées, la stérilité, l'avortement, la mortinatalité, — à faire apparaître du nanisme des malformations des membres, des os, des organes génitaux, etc.

Parmi ces intoxications il en est une particulièrement admise, c'est la localisation de l'intoxication alcoolique sur les centres nerveux, ce sont les troubles de développement causés par ce poison. L'influence du saturnisme et sa prédilection pour le système nerveux est également démontrée. En réalité poisons organiques ou inorganiques sécrétés par des micro-organismes ou introduits directement dans l'économie agissent de même (Le Meignen).

Marfan (*Presse méd.*, 1894) n'admet pas d'une manière absolue l'étiologie de l'arrêt de développement et se demande si l'accouchement prématuré au lieu d'être la cause de la maladie de Little ne serait pas plutôt dû à la même cause que cette affection.

Mouratow au Congrès de médecine de Kiew en 1896 insiste sur l'influence des maladies infectieuses de la mère et du fœtus sur les différents états spasmodiques.

Toute maladie, quelle qu'elle soit, dit Lop, est susceptible de retentir sur le fœtus de différentes manières : *a*) en troublant son évolution (avortement ou accouchement prématuré) ; *b*) en amenant la mort ; *c*) en empêchant le développement normal de ses organes ; *d*) en l'affaiblissant, diminuant ainsi sa résistance organique.

Tissier dans sa thèse a constaté en s'appuyant sur des cas observés dans le service de M. Bourneville que l'accouchement prématuré seul donne plus souvent naissance à des idiots qu'à des spasmodiques. Sur 30 prématurés atteints de paralysie spasmodique 18 étaient issus de parents intoxiqués par l'alcool, la tuberculose, la syphilis, le plomb, etc.

La notion d'intoxication des parents est donc fort importante, cette intoxication ou infection pouvant être causée par maladie infectieuse dont le type est la syphilis, nous trouverons aussi la tuberculose, — soit par produit toxique tel que l'alcool.

Il faut parler de la forme familiale de l'affection. Pelizaüs le premier en 1885 rapporte cinq cas portant sur une seule famille et s'étendant sur trois générations. Schultze en 1889 donne l'histoire de trois frères et sœurs présentant avec l'étiologie de Little (accouchement difficile) une paraplégie spastique. Krafft Ebing en 1892 observe à son tour dans une seule famille 3 cas de paralysie spastique sans étiologie connue et ayant débuté l'un dans la première enfance et les deux autres à 3 et et 5 ans. Une des observations de Fournier et Gilles de la Tourette (1895) montre deux sœurs nées à deux ans d'intervalle ayant présenté le syndrome de Little. Une des observations de la thèse de Lebeuf, montre deux sœurs atteintes également de Little.

L'exemple de Schultze nous paraît suffire à montrer que l'étiologie de Little n'a pas été seule à déterminer l'affection, car il faudrait un bien grand hasard, un grand nombre d'accouchements difficiles n'étant pas suivis de syndrome de Little, pour que chez les trois frères elle ait produit seule une affection identiquement la même. C'est aussi l'avis du professeur Fournier qui à la suite de l'observation dont nous parlons plus haut ajoute : « Ce caractère familial juge l'origine, sinon la nature de l'affection spasmodique. »

Bourneville et Sœligmuller ont signalé la consanguinité des parents. Freud, en 1893, rapporte l'histoire de deux enfants, fils de consanguins, atteints de rigidité paraplégique. Hartemann y revient dans sa thèse et cite à l'appui le cas d'une enfant atteinte de rigidité généralisée dont les parents bien portants, étaient cousins germains.

Signalons enfin la naissance gémellaire, que Launois a mise en lumière, en comparant si justement les jumeaux à des enfants nés prématurément, et naissant d'ailleurs souvent avant le terme normal.

Nous avons recherché dans les observations de syndrome de Little que renferme la littérature médicale, les renseignements sur les ascendants du malade, malheureusement ils sont insuffisants ou incomplets dans beaucoup de cas; dans la plupart on s'est borné à noter si l'accouchement avait eu lieu ou non à terme, s'il avait été difficile. Il aurait été désirable qu'une enquête plus complète ait été faite et on aurait pu éclaircir bien des points intéressants d'étiologie.

Dans peu d'observations on s'est inquiété des ascendants du malade, du sort de ses frères, sœurs, des tares héréditaires familiales; nous avons noté avec soin dans les observations où nous avons pu les trouver, ces renseignements, et c'est à cette recherche de la polyléthalité et de la morbidité dans les familles où il y a eu des cas de syndrome de Little que nous nous sommes attaché dans nos observations personnelles.

Notre thèse aurait pu avoir pour sous-titre : « Recherches sur les ascendants et l'état des frères et sœurs des malades présentant le syndrome de Little. »

Nous n'avons pas voulu faire une classification même uniquement étiologique, elle eût été fort difficile et Cestan l'a fort bien dit : « Certains auteurs ont essayé d'établir une classification étiologique, de distinguer une origine alcoolique, surtout syphilitique, etc., des diplégies cérébrales. « Le même travail a été fait pour l'origine syphilitique du tabes et les auteurs sont encore divisés sur l'influence d'une syphilis acquise chez un adulte dont on peut obtenir des réponses précises sur son passé morbide. Comment pourrait-il en être autrement pour les diplégies cérébrales alors qu'il s'agit surtout de maladies infantiles, de maladies héréditaires difficilement mises en évidence, soit par leurs signes propres, soit par la pauvreté ou l'absence même de renseignements sur la santé physique des parents et qui ne permettent pas d'apprécier un fait justement négatif et lui enlèvent une grande partie de sa valeur. « Aussi avons-nous rapidement abandonné une classification que la raison nous conseille comme classification de choix, mais impossible encore dans la réalité. »

Cette division si délicate pour ces raisons, serait sans aucun résultat pratique parce que chez un grand nombre de malades deux infections unissent leurs effets, ainsi souvent nous rencontrerons réunis dans l'étiologie, syphilis et alcool, de même syphilis et tuberculose.

Mais le point important sur lequel nous avons surtout voulu insister, c'est que le syndrome de Little s'observe presque toujours chez des enfants chargés d'une lourde tare héréditaire, en un mot des dégénérés à système nerveux prédisposé. Viennent alors un accouchement prématuré, le moindre traumatisme obstétrical, et chez cet enfant mis en état de moindre résistance par ces infections ou intoxications héréditaires se développent tous les symptômes du syndrome de Little.

CHAPITRE V

Maladie infectieuse de l'enfance et syndrome de Little.

Dans un chapitre spécial nous voulons ranger les cas dont le début a été observé un certain temps après la naissance, durant l'enfance quelquefois jusque vers la dixième année à la suite d'une maladie infectieuse, rougeole, scarlatine, diphtérie, etc... Dans beaucoup de ces observations l'enfant qui était né à terme, sans que l'accouchement ait été laborieux, normalement conformé au moment de sa naissance, se développe bien jusqu'au moment où il contracte une maladie infectieuse. A la suite de cette infection, on observe de la faiblesse des jambes, quelques changements du caractère puis tous les signes du syndrome de Little.

D'après la théorie de l'origine toxi-infectieuse, il faut que la cause productrice agisse pendant la vie fœtale ou peu après la naissance à une époque où la grande commissure pyramidale est en voie de développement. Cette théorie explique donc les cas où le début s'est fait assez longtemps après la naissance.

Massalongo a vu chez plusieurs malades le syndrome de Little apparaître dans les premières années de la vie à la suite d'infections diverses (rougeole, scarlatine, fièvre typhoïde, diphtérie, influenza).

Ces cas s'éloignent de ceux décrits par Little lui-même, ils sont aujourd'hui un argument de plus en faveur de l'étendue chaque jour plus grande qu'il faut donner à l'affection que l'on appelait la maladie de Little. Le domaine du syndrome de Little augmente chaque jour. Les auteurs qui ne veulent voir en lui qu'une affection congénitale refusent de ranger ces cas sous cette dénomination. Ils distinguent l'influence des maladies infectieuses du fœtus de celles qui frappent l'enfant et non plus le nouveau-né et qui entraînent d'après eux non plus la rigidité de Little mais la sclérose en plaques, l'hémiplégie spasmodique bilatérale. Le diagnostic entre ces diverses affections est pourtant fort délicat ainsi que le montre le professeur Raymond dans sa clinique de la Salpêtrière de 1899.

Pour nous, ces observations nous semblent un nouvel argument en faveur du rôle des toxi-infections. Le malade présentant le syndrome de Little avec tous ses caractères cliniques, c'est ce qui nous importe dans l'intérêt de notre théorie. Si nous examinons les antécédents héréditaires nous y trouvons une infection ou une intoxication maternelle, et plus tard chez ces enfants dont l'hérédité a rendu pour ainsi dire plus fragile le système nerveux, nous assistons à l'occasion d'une infection, d'une fièvre éruptive par exemple, à l'éclosion de tous les symptômes du syndrome de Little.

L'observation que nous rapportons de la petite malade du professeur Raymond est fort nette à cet égard. (Obs. XIV.) Cette enfant naît dans les circonstances les plus graves au point de vue héréditaire, ses parents sont en pleine intoxication par la morphine, son système nerveux est prédisposé à craindre la plus légère infection, et à deux ans et demi à la suite d'une affection banale, la rigidité spasmodique se déclare chez elle, en même temps que des troubles de l'intelligence donnant la preuve d'une lésion cérébrale. Il n'y a eu ni accouchement prématuré, ni traumatisme obstétrical, ni travail d'une durée exagérée.

CHAPITRE VI

Infections et intoxications héréditaires.

SYPHILIS ET TUBERCULOSE

La plus typique des infections frappant également la mère et le fœtus est la syphilis, le facteur le plus important d'avortement et d'accouchement avant terme. Elle serait la cause de deux faits pathologiques, de l'accouchement prématuré et du syndrome de Little, c'est la théorie parasyphilitique.

Money en 1884, puis Ankle en 1889 présentent des malades atteint de syndrome de Little et chez lesquels on retrouve des traces d'hérédo-syphilis. Gardié dans sa thèse en 1889 en cite plusieurs cas. Breton en 1891 dans la *Gazette des Hôpitaux* publie l'observation d'un enfant présentant le syndrome de Little, son père est fort probablement syphilitique. Enfin Fournier donne à la théorie l'appui de son autorité. Les deux observations qu'il publie avec Gilles de la Tourette dans l'Iconographie de la Salpêtrière, quoique l'une concerne un enfant né à 6 mois et demi, sont convaincantes, car, dit-il, l'épreuve du traitement spécifique positive et donnant une amélioration marquée répond victorieusement à l'objection qu'on pourrait tirer de la naissance avant terme. Chez ces deux enfants aucun doute sur la syphilis héréditaire ; le premier présente des stigmates d'hérédo-syphilis et on retrouve des antécédents paternels. Le père du second a été soigné pour la syphilis par le professeur Fournier et a eu deux filles : La malade du professeur Fournier atteinte de Little, et sa sœur, décédée qui était, paraît-il, « la copie » de la malade.

L'opinion du professeur Fournier est nettement confirmée dans son ouvrage sur les affections parasyphilitiques : « Étiologiquement la maladie de Little était restée inexplicable jusqu'ici. C'était vraiment se payer de mots que de la rapporter à la naissance avant terme, aux difficultés de l'accouchement, à des maladies inflammatoires du fœtus, etc. Mais voici actuellement que la syphilis semble devoir entrer en cause comme origine possible, voire certaine, pour quelques cas du moins, de cette curieuse affection. »

Le professeur Brissaud ne partage pas complètement cette opinion : « Je ne nie pas, dit-il, que la syphilis exerce parfois une influence étiologique et je concède qu'elle peut être immense. Un certain nombre de cas publiés par Simon, Germain Sée, Gaudard, Moncorvo, Jendrassik et Marie le démontrent amplement. Mais je ne devine ni pourquoi, ni comment on se paye de mots en attribuant la maladie de Little à l'accouchement avant terme, même quand la syphilis est absente.

« Bien plus, je dirai que si la syphilis est une cause importante des accouchements avant terme, la maladie de Little peut être le fait de l'accouchement avant terme et nullement de la syphilis. A lui tout seul l'accouchement prématuré peut faire une maladie de Little » (*Leçons sur les maladies nerveuses*, 1893-1894, p. 117).

D'autre part Naef et Feer ont rassemblé 179 cas où la syphilis ne figure pas une seule fois.

A notre avis, la maladie de Little n'est pas toujours une hérédo-syphilis, et nous croyons qu'il faut la distinguer des cas où il y a des lésions nettes de syphilis héréditaire des centres nerveux. L'argument du bienfait que le malade a retiré du traitement spécifique n'a pas très grande valeur. Dans quelques cas le malade a été un peu amélioré, dans d'autres son état est resté stationnaire. Remarquons que souvent les malades atteints de syndrome de Little s'améliorent avec l'âge, pour ainsi dire sans traitement.

A côté de la syphilis une grande place doit être réservée à la tuberculose et l'action de la toxine tuberculeuse a été comparée à celle de la toxine syphilitique donnant lieu en imprégnant le système nerveux de l'enfant à une véritable infection paratuberculeuse.

Lévy Sirugue a observé dans le service du professeur Hutinel une enfant dont l'affection aurait commencé à trois ans; les parents de l'enfant étaient morts tuberculeux.

Haushalter a cité un cas dans lequel la seule étiologie était la tuberculose ancienne de la mère.

Cestan rapporte trois observations dans lesquelles il a noté l'hérédité tuberculeuse. Nous en avons un cas (Obs. VII).

La syphilis comme la tuberculose n'ont, croyons-nous, agi là qu'en causant la naissance prématurée de l'enfant et en le mettant en état d'infériorité. Comme toutes les infections chroniques elles donnent aux descendants des stigmates particuliers, non pathognomoniques, allant depuis la simple malformation, le moindre arrêt de développement jusqu'à la monstruosité. Chez les sujets issus de générateurs tarés, l'infection a pu se produire par des retards dans le développement, puis plus tard se manifester par des phénomènes de déchéance vitale, des moindres résistances et enfin quelquefois par des lésions d'organes. En résumé s'il y a une action toxique elle peut porter sur certaines parties du corps, sur certains organes en en arrêtant le développement.

S'il a échappé à la mort et aux malformations, l'enfant naît vivant, il est vrai, mais le plus souvent prématurément, sain quelquefois en apparence, mais produit taré, qui dès sa naissance va être la proie d'affections contre lesquelles il sera dans l'impossibilité de lutter et de se défendre (Delestre).

Alcool

L'action terrible de l'alcool sur la grossesse et la localisation de son affection sur les centres nerveux ne sont plus à prouver.

« L'alcool, a dit Magnan, s'attaque non seulement à l'individu, mais son action s'exerce puissamment sur sa descendance, si bien que l'alcoolisme devient le pourvoyeur le plus actif des hôpitaux et des asiles d'aliénés. » Citer tous les travaux que MM. Magnan, Bourneville, Lancereaux, Legrain ont écrits sur cette question, nous ferait sortir des limites de ce travail.

Nous nous contenterons de citer deux faits :

Le docteur Legrain a publié une statistique sur 215 familles d'alcooliques suivies pendant 2, 3 et même 4 générations.

Sur 819 descendants de ces familles il a noté :

37	naissances avant terme,	ensemble 5 %
16	morts-nés,	
121	mortalités précoces,	15 —
38	cas de débilité physique,	5 —
55	cas de tuberculose,	6 —
145	cas d'aliénation.	18 —
412		50

Nous insistons sur le nombre d'accouchements avant terme.

Le docteur Preux a communiqué à la Société d'Anatomie et de Physiologie de Bordeaux l'observation suivante :

Du... Lazare, 36 ans, mécanicien, interné à Ville-Evrard en 1900 pour délire alcoolique, a eu d'une femme saine et vigoureuse 21 enfants. Tous sont morts sauf deux, 8 sont morts de tuberculose, 11 de fièvre cérébrale. Ils ont tous eu des convulsions ; un des deux survivants est épileptique. Le grand-père, le père, le frère de Du... sont de forts buveurs.

Une observation de Ceston que nous rapportons (obs. X) est aussi frappante : sur 15 enfants, 4 seulement bien portants, 8 morts en convulsions, 3 atteints de troubles de l'intelligence, 4 fausses couches.

L'hérédité alcoolique est donc fort grave, elle transmet : épilepsie, idiotie, folie, troubles du système nerveux et surtout fragilité de ce système nerveux.

Ceston d'après ses observations a rencontré plus souvent l'alcool, et le note comme facteur plus important dans l'étiologie du syndrome de Little que la syphilis. Il l'a observé dans 7 observations et la syphilis une seule fois.

Une circonstance étiologique grave serait la conception durant l'ivresse. La crainte de sa fâcheuse influence remonte à Hippocrate qui recommande à l'homme de ne pas être sous le coup de trop nombreuses libations au moment du coït. Plusieurs aliénistes ont insisté sur son importance. A notre avis, elle est simplement une preuve de l'intoxication habituelle alcoolique des parents.

D'autres toxiques que l'alcool ont une influence redoutable pour le fœtus. Toutes les substances toxiques qui prédisposent à l'avortement peuvent également, nous le savons, causer l'accouchement prématuré. Le mercure, l'oxyde de carbone, et surtout le plomb auront donc une importance très grande.

L'intoxication saturnine entre autres a été fort bien étudiée dans ses effets sur la descendance. Si on rapproche des expériences de Charrin les faits cliniques signalés par Roque et le professeur Rennert de Berlin, on voit que les enfants des saturnins naissent souvent difformes et tarés de même que les femelles mises en expérience intoxiquées par de la toxine tuberculeuse par exemple donnaient naissance à des produits mal conformés. Les générateurs intoxiqués produisent de toutes façons sinon des enfants difformes, au moins des enfants chétifs et malingres s'ils sont venus à terme, ou alors des prématurés.

Arlidge (*Ann. d'hygiène*, 1865), avait constaté dans un travail sur l'état sanitaire des potiers du Straffordshire que la mortalité y est très grande, surtout chez les jeunes enfants et que beaucoup de ces derniers succombent à des affections cérébrales, aux convulsions, en proportion double que dans le reste de l'Angleterre.

En 1873, Roque formulait ainsi les conclusions de sa thèse : « Des faits que j'ai observés, écrit-il, je crois pouvoir conclure que l'intoxication saturnine lente chez le père ou chez la mère, non seulement provoque des fausses couches, amène une grande mortalité des enfants dans les premières semaines de la vie mais encore peut déterminer chez eux des convulsions, l'idiotie, l'imbécillité, l'épilepsie » Je suis arrivé, ajoute-t-il aux mêmes conclusions relativement aux empoisonnements chroniques par le mercure. Le tabac pourrait être inscrit à la suite de ces toxiques. On connait l'influence qu'il exerce sur la grossesse ; l'énorme proportion des avortements et des accouchements prématurés chez les ouvrières des tabacs montre son action nocive sur le fœtus. Mais nous n'avons pas trouvé d'observation positive et ne voulant pas raisonner à priori nous ne tirerons aucune conclusion d'un fait à l'autre — c'est-à-dire la possibilité du syndrome de Little dans de telles conditions.

Les intoxications des parents ont donc certainement une influence sur le système nerveux du fœtus.

L'observation de la petite malade du professeur Raymond que nous publions montre l'effet qu'a eu sur le système nerveux de cet enfant, l'intoxication par la morphine des parents durant la gestation.

Les maladies infectieuses de la mère causant l'accouchement prématuré agissent de la même façon et nous rapportons une observation de syndrome de Little chez un enfant né prématurément, sa mère étant atteinte d'érysipèle.

A côté des intoxications, les favorisant, préparant le terrain, il faut donner la plus grande place à l'hérédité nerveuse dont le stigmate est une vitalité moindre du système nerveux, et nous trouverons notés dans la plupart des observations les antécédents nerveux des parents. Ainsi dans les formes purement spasmodiques Rupprecht signale un cas de paralysie chez le père, — d'Espine et Picot, Walters notent l'épilepsie, l'imbécillité ; Feer l'aliénation chez les cousins ; Ruhle la sclérose en plaques chez la mère. Dans les formes compliquées d'athétose on a signalé chez les antécédents différentes autres affections, l'hystérie (Richardière,

Massalongo, Huet et Charcot), l'épilepsie (Bourneville et Pilliet), les convulsions, l'aliénation mentale, etc.

L'intoxication et l'infection agissent donc sur des systèmes nerveux le plus souvent héréditairement exposés à la maladie.

OBSERVATIONS

OBSERVATION I. (Inédite)

(Due à l'obligeance de M. Lortat Jacob, int. des hôpitaux)
Syndrome de Little, syphilis paternelle.

Fr..., Edmond, âgé de 11 ans, entre à l'hôpital Hérold, service de M. le professeur agrégé Jeanselme, salle Guéneau de Mussy, lit n° 3.

Antécédents héréditaires. — Le père est bien portant actuellement âgé de 48 ans. A 26 ans (fin janvier 1878) chancre sur le gland, la contamination aurait eu lieu le 29 décembre 1877. A peu près 15 jours après, éruption qui disparait sans traitement, chute de cheveux à la même époque. Pendant l'hiver 1879 plaques muqueuses. Le malade prend à ce moment de l'iodure de potassium. Troubles oculaires en 1883, se marie en 1884. Naissance d'un premier enfant.

Quelque temps après étourdissements l'obligeant à se coucher, sans perte de connaissance toutefois.

Reapparition de plaques muqueuses.

Sa femme fait alors deux fausses couches de six mois successivement.

A l'âge de 35 ans, un an avant la naissance de notre malade, il est pris en rentrant chez lui d'une perte de connaissance incomplète.

Il peut monter l'escalier de sa maison, mais il doit se coucher aussitôt, il est dans un état vertigineux, les yeux convulsés, maux de tête intenses, mais sans paralysie ni aphasie. Ces accidents s'améliorent rapidement sous l'influence de frictions mercurielles. Au bout d'un an ces troubles qui réapparaissaient quoique moins accentués avaient complètement disparu.

Cet homme est très nerveux, quoique n'ayant jamais eu d'attaque de nerfs. Pas d'éthylisme.

Pas de renseignements sur ses parents.

La mère est actuellement bien portante mais porte au cou des cicatrices de lésions bacillaires, datant de très longtemps. Pas de traces de syphilis ni acquise, ni héréditaire.

Huit grossesses dans sa famille, et deux morts seulement.

Après l'incident dont nous avons parlé plus haut, naissance de notre malade, puis une fausse couche en 1890, naissance d'un troisième enfant en 1891, nouvelle fausse couche en 1896.

Le père conserve encore des maux de tête violents et une faiblesse légère du côté gauche avec quelques élancements dans la jambe gauche.

Collatéraux du malade. — Un garçon âgé de 17 ans très intelligent, graveur sur métaux, très bien portant, n'a jamais eu de convulsions.

Le malade âgé de 11 ans.

Une fille âgée de 8 ans, intelligente, bien portante, sans troubles nerveux.

Enfin 5 fausses couches dont nous avons parlé.

Aucune grossesse n'est venue à terme ; les enfants vivants sont nés à 8 mois, excepté le malade qui est né à 7 mois ; les fausses couches ont eu lieu entre 3 et 5 mois.

Antécédents personnels. — Le malade a les jambes raides depuis sa naissance. Trois convulsions de 4 à 6 ans.

Pas d'absences, ni d'incontinence d'urine.

Pas d'éruptions sur la peau. Méat congénitalement rétréci, incisé à l'âge de 6 ans.

Céphalalgie habituelle depuis 4 ou 5 ans.

Maladie actuelle. — Dès la naissance la sage-femme a remarqué que la circulation se faisait mal dans les membres inférieurs, il y avait un état asphyxique remarquable des jambes.

Le malade n'a jamais marché, autrefois dans la station verticale le pied reposait seulement sur le sol par sa partie antérieure, les pieds présentaient un équinisme très marqué. A l'âge de 6 ans le malade a subi la section des tendons d'Achille, avec redressement des jambes qui ont été maintenues dans un appareil plâtré.

Examen. — Système nerveux.

1. Trouble moteurs.

Dans le décubitus dorsal les cuisses sont rapprochées, les genoux collés l'un contre l'autre ; les pieds sont en équin, en adduction et avec un certain degré de rotation en dedans, se touchant par leurs bords internes. Cette attitude est due à la rotation en dedans et à la demi-flexion de la cuisse.

Rien d'anormal dans la position des membres supérieurs ni du reste du corps.

Pendant la marche, les cuisses restent en adduction, les genoux serrés l'un contre l'autre, les jambes sont en flexion avec rotation en dehors sans abduction, sans qu'il y ait de genu valgum. Le déplacement ne se fait que par le mouvement des jambes, les cuisses restent presque complètement immobiles. Il ne repose sur le sol que par la pointe du pied.

2. Etat des réflexes.

Très exagérés au niveau des membres inférieurs.

Trépidation épileptoïde. Signe de Babinsky positif. Réflexes normaux aux membres supérieurs.

3. Pas de trouble, de la sensibilité, sphincters fonctionnent bien.

Les membres inférieurs paraissent insuffisamment développés, les masses musculaires sont peu marquées, mais on ne peut pas à proprement parler dire qu'il s'agit d'atrophie musculaire.

Pas de troubles trophiques.

4. Pas de troubles oculaires, pas de troubles auditifs, dents mal implantées, canines ressemblant aux incisives, incisives médianes supérieures très mal implantées.

Pas de stigmates de syphilis héréditaire.

Le front est très droit, très bas, sans bosses frontales il paraît formé par deux plans obliques en avant et en dedans qui viennent s'unir à angle aigu sur la ligne médiane ; il donne à la tête un aspect spécial. On constate en outre un ressaut très marqué au niveau de l'écaille de l'occipital. Il n'y a pas de tubercule de Darwin, mais le lobule de l'oreille est adhérent.

La face paraît beaucoup trop développée par rapport au crâne ; le malade a un masque inerte, les lèvres sont pendantes mais il ne bave pas.

5. Troubles de l'intelligence. L'enfant ne sait pas lire ses lettres. Il rit niaisement quand on insiste ou prononce délibérément un son quelconque. Il compte difficilement jusqu'à 20 et encore ne le fait-il qu'en s'y reprenant à plusieurs fois. Il est difficile de fixer son attention car il regarde sans cesse en l'air ou autour de lui d'un regard hébété.

Souvent l'infirmière ou la surveillante se sont plaint de ses variations de caractère. S'il paraît au repos d'un naturel doux et timide, il a fréquemment dans la journée avec ses petits camarades des impulsions combatives et il essaye de leur donner des coups. Cela sans provocation de leur part.

D'autre part il est dissimulé et il invente des griefs absolument faux contre les personnes qui le soignent. Lorsqu'on le met en demeure de s'expliquer il reconnaît en riant qu'il n'a pas dit la vérité. Si on lui demande pourquoi il ment, il ne sait que répondre, et regarde en dessous en haussant les épaules.

Il fait l'impression d'être sournois. Son caractère n'est pas affectueux, il est plutôt indifférent.

Observation II (résumée).

(Breton. *Gaz. des hôpitaux* 1894.)

Syphilis paternelle, éthylisme, syndrome de Little.

G..., âgé de 7 ans 1/2, né 15 jours avant terme d'une grossesse gémellaire, survivant à son frère jumeau qui mourut de convulsions quatorze jours après sa naissance avec rétraction des jambes, disent les parents (?).

Le père a présenté des accidents qui ont mis sur la piste de la syphilis. Les antécédents spécifiques existent et il a été très amélioré par le traitement iodo mercuriel. A fait des excès d'alcool et de tabac.

La mère n'offre rien de particulier. Mariée depuis 10 ans elle eut une fille à terme qui mourut du choléra infantile à 4 mois. L'enfant présente tous les symptômes de paralysie spasmodique typique.

Observation III (abrégée)

(De Amicis, de Naples)

Pierre, 3 ans, fils de Innocent et de Anna L. de M... Mère âgée de 32 ans, mariée à 18 ans, a toujours joui d'une bonne santé, bien constituée sans aucune tare névropathique.

Les trois premières grossesses se terminèrent par la naissance de trois fils sains, le dernier a aujourd'hui 9 ans.

Son mari fut absent pendant quelques mois et contracta la syphilis. A son retour dans sa famille, il contagionna sa femme qui devint enceinte. Elle avorta à six mois. Après six mois nouvelle grossesse et nouvel avortement à six mois.

Autre grossesse après deux mois et avortement à huit mois.

Après ces trois avortements elle fut soumise à une cure iodique et mercurielle qui se continua pendant une autre grossesse laquelle grâce au traitement vint à terme sans aucun trouble. L'enfant qui naquit est le sujet de cette observation.

Dès les premiers mois sa mère s'aperçut de la rigidité des membres inférieurs qui alla en augmentant.

L'enfant est amené à la clinique de l'Université de Naples où on fait le diagnostic de syndrome de Little avec tous les symptômes classiques: contracture spasmodique des membres, station debout impossible, les genoux se touchent, les pieds sont tournés en dedans, contracture des membres supérieurs, pas d'insuffisance intellectuelle. La mère de l'enfant ne présente au moment de l'examen aucune autre manifestation spécifique qu'une tuméfaction des ganglions du cou et des ganglions épitrochléens qui atteignent le volume d'une petite noix.

Observation IV (Résumée)

In *Thèse* Roux (Paris, 1899)

Paralysie spasmodique chez deux jumeaux. Syphilis des parents fort probable. Ethylisme.

René et Marcel M..., 11 ans, jumeaux.

Hérédité très chargée. Père éthylique, nie avoir eu la syphilis. Mère robuste a eu des grossesses multiples.

1. Une fille et un garçon bien portants nés à terme.
2. Les deux frères jumeaux.
3. Deux fausses couches de trois mois chacune.
4. Deux petites filles à terme nées à un an de distance et mortes de coqueluche.
5. Une double fausse couche de trois mois à huit jours d'intervalle.

6. Une fille morte macérée (?).

7. Un garçon bien portant.

8. René et Marcel sont nés à 7 mois. Version par manœuvres internes et accouchement par les pieds.

A partir de 3 ans, tous les signes du syndrome de Little.

Le nombre des fausses couches fait évidemment penser tout d'abord à la syphilis, mais elle ne peut pas être affirmée de même que dans notre observation personnelle suivante.

Observation V (personnelle)

J... Charles, âgé de 9 ans, entre à l'hôpital Hérold, service de M. le professeur agrégé Jeanselme, le 29 avril 1901, salle Guéneau de Mussy, lit n° 3.

Antécédents héréditaires. — Père bien portant, n'a présenté aucune éruption, ni maladie de peau.

Pas d'antécédents névropathiques. Aucun signe de syphilis. Parents inconnus.

Mère bien portante, pas de signes de spécificité, ni de névropathie. Rien d'anormal chez ses parents.

Collatéraux. 7 enfants et 16 fausses couches.

1. La mère a eu son premier enfant à 23 ans, six ans après un deuxième enfant puis deux autres enfants en l'espace de 32 mois.

2. Ces quatre enfants sont venus à terme, l'aîné est mort à 9 mois, les autres sont vivants et bien portants,

3. Après ce quatrième enfant survient une série de six fausses couches, puis naît le malade.

4. Une fille venue 19 mois après, bien portante, venue à terme.

5. Après ces deux enfants, nouvelle série de très nombreuses fausses couches (dix d'après la mère).

6. Un enfant venu à terme, mort à 22 mois, probablement de broncho-pneumonie.

Antécédents personnels. — Le malade est venu à 6 moi : A 2 mois 1/2 il a eu pendant huit jours environ des convulsions : la bouche se tordait, les yeux roulaient dans l'orbite, puis l'enfant perdait connaissance, les mains et les pieds se tordaient, puis étaient animés de mouvements peu nombreux.

Cet enfant a toujours eu depuis sa naissance les membres raides ; cette raideur diminuerait, paraît-il.

A marché à 3 ans 1/2. Caractère violent, sujet à des accès de colère. N'urine plus au lit, mais urinait jusqu'à l'âge de trois ans.

Examen. — Rien d'anormal au cœur, du côté des poumons et de l'estomac.

Le malade est assez bien développé pour son âge.

Pas de déformations du crâne, ni de la face. Pas de traces de lésions oculaires, pas d'écoulement d'oreille. Pas d'asymétrie faciale. Oreilles bien ourlées.

Pas d'altérations du système dentaire. Voûte palatine ogivale. Quelques ganglions sous-maxillaires peu volumineux.

Pas de déformations du thorax ni de l'abdomen.

Organes génitaux très peu développés, la palpation fait constater l'absence de testicules dans le scrotum. A la palpation de la région inguinale droite on parvient à sentir le testicule roulant sous le doigt.

Système nerveux. — Mentalité réduite. Va à l'école depuis quatre ans et sait imparfaitement ses lettres, ne sait pas épeler et ne peut écrire son nom.

Dans la station debout le tronc est porté en avant, les membres supérieurs légèrement écartés du corps et dans la demi-pronation ; ils paraissent très légèrement rigides ; les réflexes tendineux des membres supérieurs sont normaux. Courbure lombaire compensatrice.

Les membres inférieurs sont en état de contracture spasmodique ; l'écartement des deux genoux ne peut pas atteindre plus de 15 à 18 centimètres ; les jambes sont légèrement fléchies sur les cuisses ; les pieds sont en équin ; ils ne reposent sur le sol que par le talon antérieur et la pulpe des orteils. Il y a une légère convergence des deux orteils et divergence des autres doigts en éventail.

Dans la station debout, l'enfant peut arriver à faire reposer la plante du pied sur le sol, mais dans la marche, le pied antérieur et les orteils portent seuls.

Le réflexe rotulien est exagéré, trépidation épileptoïde aux deux pieds, pas de réflexe de Babinski.

Masses musculaires des jambes peu volumineuses.

Légère cyanose des extrémités qui sont un peu froides.

Pas de trouble de la sensibilité.

Observation VI (résumée).
(in *Thèse* Harlemann, Nancy, 1893.)

Alcoolisme du père, nombreuses fausses couches.

G... Lucien, 5 ans.

Père, 50 ans, alcoolique, fils d'alcoolique. Ignore s'il a eu la syphilis.

Mère, 41 ans, ne présente pas d'accidents spécifiques.

A fait sept fausses couches entre 5 et 6 mois.

Actuellement trois enfants vivants : les deux aînés (13 et 8 ans) sont bien portants, le troisième est le petit malade. Il naquit à 7 mois.

Rigidité spasmodique des membres inférieurs.

Maladresse des membres supérieurs.

Observation VII (personnelle)

Famille nécropathique. Tuberculose dans la famille maternelle.

B... Marcel, 5 ans, entre à l'hôpital Hérold, service de M. le professeur agrégé Jeanselme, salle des douteux, lit n° 1, le 25 avril 1901.

Antécédents héréditaires. — Arrière-grand'mère paternelle goutteuse.

Grand'mère paternelle avait des attaques de nerfs, puis plus tard de la paralysie agitante.

Grand-père mort à 33 ans d'accident.

Père a perdu une sœur très nerveuse ayant des attaques de nerfs, lui-même nerveux.

Grand-père maternel mort à 35 ans de ramollissement cérébral.

Grand'mère maternelle bien portante.

Arrière-grands-parents maternels morts très âgés.

Mère mal réglée, a eu des hémoptysies, a perdu un frère tuberculeux à 26 ans et une sœur à un mois de méningite.

Collatéraux. Le malade a deux frères dont il est l'aîné ; le cadet est né avant terme (7 mois) et est mort à 2 mois 1/2 de refroidissement.

Après ce deuxième enfant, a fait une fausse couche de six semaines.

Le troisième enfant actuellement âgé de 20 mois est bien portant mais est né avant terme (8 mois et 10 jours environ). La mère aurait, paraît-il, perdu les eaux au bout de quatre mois.

Antécédents personnels. — Le malade actuellement âgé de 5 ans est venu à 7 mois et a été élevé en couveuse. Il a séjourné à Berck pendant 4 mois pour des troubles de la marche que l'on mettait sur le compte du rachitisme.

Dès sa naissance les membres inférieurs étaient impotents.

Il entre à l'hôpital pour une angine avec suffocation, ressemblant à de la laryngite striduleuse. Pas de diphtérie ni clinique, ni bactériologique.

Examen. — Tête volumineuse, allongée dans le sens antéro-postérieur.

Léger strabisme interne de l'œil gauche. Pas de signes de syphilis héréditaire.

Tronc normalement développé. Les membres supérieurs sont dans la pronation, les coudes légèrement écartés du corps et en légère flexion.

Les membres inférieurs sont peu développés musculairement. Les articulations et le squelette paraissent ainsi très volumineux. Légère cyanose des membres inférieurs.

Rigidité spasmodique. Légère flexion des jambes sur les cuisses. Pieds en équin reposant sur la pulpe des orteils et le talon antérieur.

Dans la station debout les genoux sont rapprochés, et les deux jambes divergent ; les gros orteils convergent vers la ligne médiane, tandis qu'au contraire les autres doigts font l'éventail.

L'avant-pied et les orteils se posent les premiers dans la marche, et c'est à peine si le talon pose sur le sol. Quand l'enfant veut porter le pied en avant, les orteils surtout le gros trainent sur le sol par rétraction du tendon d'Achille.

Réflexes rotuliens très exagérés. Pas de trépidation épileptoïde.

Pas de troubles de la sensibilité ; ni de troubles trophiques.

Signe de Babinski peu net.

Observation VIII

(in *Thèse* Tissier. Paris, 1899).

Paralysie spasmodique généralisée. Tuberculose paternelle.

B..., 16 ans.

Père mort tuberculeux. Mère bien portante.

Le malade, enfant unique. Accouchement à sept mois, long (deux jours), forceps. Pas d'asphyxie à la naissance. Pas de convulsions. Contracture générale dès les premiers mois Crises épileptiques à quatre ans.

Observation IX
(in *Thèse* Amieux. Paris, 1899).

C'est une femme de 40 ans, née à 7 mois. Elle présente une raideur généralisée aux quatre membres et on a constaté une amélioration lente et progressive de son état de contracture. Les membres supérieurs deviennent souples à 26 ans. La marche devient plus facile d'année en année. Nous trouvons dans les antécédents héréditaires la cause de la dégénérescence. Le père était un alcoolique absinthique et avait fait de grands excès en particulier avant la naissance de l'enfant.

La mère nerveuse a eu cinq enfants, dont trois garçons bien portants mais nerveux nés à terme et deux filles nées avant terme à sept mois.

Observation X
(in *Thèse* Cestan, 1899).

Gr..., 13 ans, alcoolisme du père et du grand-père paternel, alcoolisme dans la famille maternelle, 15 enfants, dont 4 enfants bien portants, 8 morts en convulsions, 3 atteints de trouble de l'intelligence ; en outre quatre fausses couches. Conception pendant l'ivresse. Grossesse pénible. Accouchement à terme, n'a jamais parlé ni marché. Paraplégie spastique type, rigidité très nette, marche caractéristique sur la pointe des pieds.

Observation XI (Inédite).
(Due à l'obligeance de M. Lortat Jacob, int. des hôpitaux).

Lech... Ad., 74 ans. Salpêtrière. Service du professeur Dejerine. Little avec hydrocéphalie.

Les parents étaient bien portants, la mère a été paralysée sept ans. Des sept enfants nés d'eux tous sont morts en nourrice sauf la malade.

Aucun n'a été atteint d'hydrocéphalie, mais la plupart ont eu des convulsions.

La malade née à terme, avait déjà la tête grosse, en nourrice. Elle n'a jamais marché et ne faisait même aucun effort pour se soutenir.

Observation XII (Inédite).

(Due à l'obligeance de M. Lortat Jacob, int. des hôpitaux).

M..., Marie, 35 ans. Salpêtrière. Service du professeur Dejerine.

Hydrocéphalie. Little acquis à l'âge de 6 mois. Père alcoolique, peut-être syphilitique, mort fou. Mère vivante et bien portante.

La malade a deux sœurs plus âgées. Après sa naissance sa mère fit une fausse couche puis eut une petite fille morte à six mois avec des convulsions, puis trois garçons.

La grossesse de sa mère a été bonne, l'accouchement à terme très normal. L'enfant était bien développée. Elle a été très bien portante jusqu'à l'âge de six mois, remuant bien ses quatre membres.

A six mois fièvre, puis au déclin de celle ci convulsions des quatre membres à caractère surtout tonique, ayant duré plus d'un mois. Puis l'hydrocéphalie se développa considérablement avec élargissement des fontanelles et battements à leur niveau. Les convulsions terminées l'enfant resta avec parésie des membres inférieurs. Amélioration légère dans la suite et progrès ininterrompus jusqu'à aujourd'hui.

Observation XIII

(in *Thèse* Roux, 1899).

F... Louise, âgée de 4 ans.

Père tousse tous les hivers, mère a eu trois enfants nés à terme. Notre malade est née à 7 mois 1/2, la mère étant atteinte d'un érysipèle.

La raideur est apparue dès les premiers mois. Contracture spasmodique des membres inférieurs.

Observation XIV (Inédite)

(Due à l'obligeance du docteur Sicard, chef de clinique).

Paraplégie spasmodique avec rigidité peu marquée mais généralisée aux membres supérieurs avec déchéance intellectuelle. Syndrome de Little à marche progressive. Intoxication par la morphine des parents durant la grossesse.

L... Jeanne, âgée de 5 ans 1/2. Service de M. le professeur Raymond, Salle Charcot.

Antécédents héréditaires. — Cette enfant est née à terme, l'accouchement normal sans forceps. Pas d'asphyxie à la naissance, a crié et respiré normalement aussitôt après l'accouchement.

Sa mère âgée de 25 ans au moment de sa naissance n'a aucun antécédent héréditaire morbide, deux de ses frères sont morts de convulsions. Elle a commencé l'usage de la morphine à 20 ans, mais c'est surtout depuis un an qu'elle en prenait une dose journalière de 0,30 à 0,40 centigr. La morphinomanie était établie quand la grossesse a débuté et durant toute cette grossesse les doses quotidiennes n'ont pas cessé. Pas de syphilis, ni de paludisme, tuberculose ou éthylisme.

Le père, également âgé de 25 ans au moment de la naissance de l'enfant, était, lui aussi, morphinomane.

Il avait contracté de sa femme, plusieurs mois avant la conception de l'enfant, cette habitude. Les piqûres avaient commencé à la suite de coliques hépatiques violentes. Donc les deux générateurs étaient morphinomanes.

Rien à signaler chez les ascendants ou collatéraux.

La mère n'a jamais eu d'autres enfants, ni fait de fausses couches.

Après sa naissance l'enfant a été mise en nourrice près d'Alger où les couches avaient été faites.

Elle progresse de poids normalement, fait sa première dent de lait très tôt (trois mois) mais marche très tard ; son premier pas vers deux ans.

Sevrée vers 13 mois. Intelligence normale, demandait à jouer comme les autres enfants.

Vers 2 ans 1/2, embarras gastrique (?) avec fièvre modérée, alitement durant deux ou trois jours, un peu de délire, puis guérison assez rapide.

Depuis ce moment modifications très marquées du caractère, l'enfant devient colère, irritable. Elle pleure et crie très facilement, égratigne sa mère, casse tout autour d'elle.

Elle n'a cependant pas eu de convulsions ni pendant, ni après la courte poussée fébrile citée plus haut.

En même temps que cette modification de caractère, progressivement surviennent des troubles de la marche.

L'enfant qui, pendant près d'un an courait et jouait normalement comme les autres enfants de son âge, refuse de sortir, demande à rester à la chambre.

La mère s'aperçoit alors que les pieds sont tournés légèrement en dedans, déviation plus marquée à gauche qu'à droite.

Donc, au début, léger varus équin plus marqué à gauche.

Les mains deviennent également un peu malhabiles, mais

aucun symptôme marqué de faiblesse, elle continue à manger seule.

Rien à noter du côté de la face. Rien du côté des sphincters.

Dans ces deux dernières années, de 4 à 5 ans 1/2, augmentation progressive des troubles de la marche, la spasmodicité et le varus équin augmentent. Aggravation également des troubles de caractère ; perte de la mémoire, impossibilité de fixer l'attention de la petite malade, de lui apprendre ses lettres, elle devient violente, méchante, sans affection.

Etat actuel. — Petite fille d'aspect général bon.

La figure est vieillotte, on remarque un certain rictus spasmodique marqué surtout au niveau de la lèvre inférieure lorsque la petite malade pleure ou rit.

Le plus important est la spasmodicité très accusée des membres inférieurs. Les réflexes rotuliens sont exagérés des deux côtés. Trépidation épileptoïde du pied, avec clonus esquissé à gauche et extension bilatérale du gros orteil.

Les membres supérieurs sont à peu près indemnes.

La malade peut manger seule. Elle s'amuse seule et saisit bien les objets qu'on lui présente.

La marche est très difficile. Le varus équin très prononcé fait que le pied repose surtout sur la pointe, les orteils et en dehors. La marche se fait avec le bassin.

La rotation forcée des pointes du pied en dedans maintient les jambes écartées, tandis que les cuisses adhèrent assez fortement l'une à l'autre dans toute leur hauteur. Elle ne peut marcher seule qu'en s'appuyant aux objets environnants.

Pas de troubles de la sensibilité, ni des sphincters.

Il s'agit là d'un syndrome de Little à forme progressive.

L'agénésie n'est pas à invoquer. A la suite d'une infection légère à 3 ans, la rigidité spasmodique a débuté, frappant un enfant que les mauvaises conditions de conception rendaient plus facilement vulnérable.

CONCLUSIONS

I. — La maladie de Little n'est pas une entité morbide, mais un syndrome, c'est-à-dire une association de symptômes. On l'observe chez des enfants nés à la suite d'accouchement laborieux, chez des prématurés, quelquefois à la suite de maladie infectieuse de l'enfance.

II. — Si l'on examine avec soin les antécédents héréditaires de ces malades et l'état de leurs collatéraux, on s'aperçoit que le plus souvent ils sont de souche névropathique et ont été exposés à des toxi-infections ou à une intoxication dans le sein maternel, à une tare héréditaire.

Ces facteurs agissent soit en causant l'accouchement prématuré, soit en rendant plus facilement vulnérable un système nerveux déjà prédisposé. Sa fragilité l'empêche alors de résister à la moindre cause occasionnelle : accouchement laborieux ou légère maladie infectieuse de l'enfance.

III. — Le type de ces infections héréditaires est la syphilis mais nous noterons aussi la tuberculose. Parmi les intoxications, en première ligne l'alcool, mais aussi le plomb, le mercure, la morphine et certainement bien d'autres toxiques.

IV. — L'étiologie du syndrome de Little doit donc être cherchée dans les influences névropathiques, morbides ou constitutionnelles des parents et dans les incidents plus ou moins déplorables de la gestation (intoxications) ; l'accouchement prématuré ou laborieux, l'asphyxie à la naissance ne sont que des éléments provocateurs déterminants.

Nous résumerons notre définitive conclusion dans la formule suivante : les lésions du syndrome de Little peuvent être *provoquées* par l'accouchement laborieux ou asphyxique mais sont *produites* par des éléments de nature infectieuse.

BIBLIOGRAPHIE

De Amicis (de Naples). — Le syndrome de Little et la syphilis héréditaire. Nouvelle iconographie de la Salpêtrière, 1899.

Amieux. — Thèse, Paris, 1899.

Ankle. — Un cas de diplégie infantile chez un enfant atteint de syphilis héréditaire. Trans. clin. Societ. London, 1888-89

Barbavara di Gravellona. — Thèse, Paris, 1900.

Barbe. — Bull. Soc. dermatologie, 1891.

Breton. — Un cas de maladie de Little, Gazette des hôpitaux, 1894.

Brissaud. — Maladie de Little et tabes spasmodique. Sem. méd., 1891.

— Leçons sur les maladies nerveuses, 1895.

Burckhardt. — Sur l'étiologie de la maladie de Little. Zeits. f. Gebur. und Gynak, XLI, 3.

Canonne. — Trait. mal. de Little. Anjou méd. 1900.

Cestan. — Thèse, Paris, 1899 et sa bibliographie.

Charrin. — Influence des toxines sur la descendance. Arch. de physiologie, 1895.

Charrin et Gley. — Arch. de physiologie, 1891-94.

Dejerine. — L'hérédité dans les maladies du système nerveux.

— Mal. de Little. Rev. mal. de l'enfance, 1892.
— Société de biologie, 1897.
— Article syndrome de Little dans le Traité de pathologie générale.
Delestre. — Thèse. Paris, 1901.
Feer. — Thèse, Bâle, 1890.
Fournier. — Les affections parasyphilitiques.
Fournier et Gilles de la Tourette. — La notion étiologique de l'hérédo-syphilis dans la maladie de Little. Nouvelle iconographie de la Salpêtrière, 1895.
Freud. — Neurolog. Centralblat, 1893.
Freud. — Die infantile Cerebrællahimung, Vienne, 1897.
Gardié. — Thèse, Paris, 1889.
Gasne. — Gaz. hebdomadaire, 1897.
Van Gehuchten. — Mal. de Little et faisceau pyramidal. Journal de Neurologie. Bruxelles. 1896-98.
De Giovanni. — Morbo de Little. Bolletino dello clinich mai 1900.
De Giovanni et Messedaglia. — Morbo de Little. Gazz. d. osp. Milano, 1900.
Grépinet. — Thèse, Paris, 1899.
Hartemann. — Thèse, Nancy. 1895.
Haushalter. — Contrib. à l'étude des affections spasmodiques de l'enfance. Revue médecine, 1895.
D'Heilly. — Revue des mal. de l'enfance, 1881.
Kœnig. — Sur le rôle de la prédisposition dans l'étiologie des paralysies cérébrales infantiles. Soc. de neurologie, Berlin, 1899.
Kœnig. — La syphilis dans l'étiologie de la paralysie cérébrale infantile, 1900.
Lannois. — Des diplégies cérébrales. Rev. médecine, 1893.
Lebeuf. — Thèse, Paris, 1899.
Le Meignen. — Thèse, Paris, 1897, et sa bibliographie.
Lévy Sirugue. — La maladie de Little. Gaz. hôp., 1898.
Little. — Transact. of the obstetric. Soc. of London, 1862.

Lop. — Infections maternelles et leur influence sur la santé du fœtus. Gaz. des hôpitaux, 1898.

Marfan. — Presse médicale, 1894.

La mal. de Little. Leçon de l'hôpital des enfants malades, 1899.

Massalongo. — Les diplégies cérébrales infantiles. Il policlinico, 1897.

Moncorvo. — Rev. mens. des maladies de l'enfance, 1887.

Mondio. — Idiotie et syndrome de Little, 1900.

Money. — Rigidité généralisée à la suite de syphilis héréditaire. Brain, 1884.

Mouratow. — Congrès médecine Kiew, 1896.

Naef. — Thèse, Zurich, 1885.

Pinault. — Un cas de mal. de Little. Bull. méd. Québec, 1900.

Popoff. — Thèse, Lyon, 1899.

Raymond. — Leçons cliniques. Tabes spasmodiques. (Dict. Dechambre).

Riche et Charrin. — Hérédit. et tuberculose. Soc. de biologie, 1897.

Roque. — Thèse, Paris, 1873.

Rosenthal. — Thèse, Lyon, 1892.

Roux. — Thèse, Paris, 1899.

Sachs. — La mal. de Little. Journ. of nerv. dis., déc. 1898.

Sarah Mac Nutt. — Double infantile spastic hemiplegia. Americ. journal of med., 1885.

Secheyron. — Les infections fœtales intra-utérines, la syphilis exceptée. Semaine gynécologique, 1893.

Simon. — Mal. de Little in Traité des maladies de l'enfance.

Sorel. — Un cas de mal. de Little. Arch. méd. de Toulouse, 1900.

Tissier. — Thèse, Paris, 1899.

IMPRIMERIE F. DEVERDUN, BUZANÇAIS (INDRE).

www.ingramcontent.com/pod-product-compliance
Ingram Content Group UK Ltd.
Pitfield, Milton Keynes, MK11 3LW, UK
UKHW020421230726
13925UKWH00004B/1547

9 782013 540551